CONTRIBUTION A L'ÉTUDE DU TRAITEMENT CHIRURGICAL

DU

PIED BOT VARUS ÉQUIN

PAR

Henri LE MARC'HADOUR

Docteur en médecine de la Faculté de Paris

PARIS

G. STEINHEIL, ÉDITEUR

2, RUE CASIMIR-DELAVIGNE, 2

1890

CONTRIBUTION A L'ÉTUDE DU TRAITEMENT CHIRURGICAL

DU

PIED BOT VARUS ÉQUIN

DU

PIED BOT VARUS ÉQUIN

PAR

Henri LE MARC'HADOUR

Docteur en médecine de la Faculté de Paris

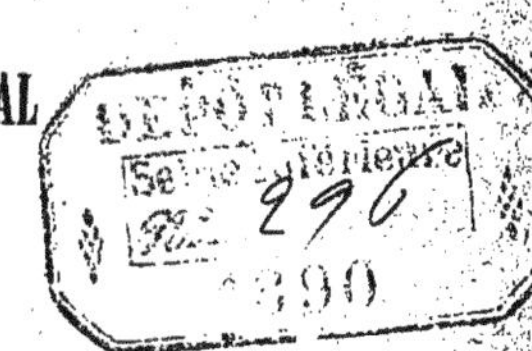

PARIS

G. STEINHEIL, ÉDITEUR

2, RUE CASIMIR-DELAVIGNE, 2

—

1890

CONTRIBUTION A L'ÉTUDE DU TRAITEMENT CHIRURGICAL

DU

PIED BOT VARUS ÉQUIN

INTRODUCTION

Pendant les deux années que nous avons eu l'honneur de passer près de notre maître le Dr Championnière, à l'hôpital Saint-Louis, il nous a été donné de voir un certain nombre de pieds bots opérés par lui. Nous avons assisté aux modifications apportées dans son manuel opératoire, et nous avons pu suivre les résultats de ses opérations.

Beaucoup de choses, et de très bonnes choses ont été écrites sur ce sujet, mais la question vient ces temps derniers de se moderniser en quelque sorte, et il nous a semblé qu'il y avait peut-être une utilité à rapporter ces résultats et ces discussions très récentes, et à les comparer à ce qui a été fait et dit autrefois.

Notre maître a bien voulu nous confier le grand honneur d'exposer sa doctrine, et de publier ses résultats, c'est une gratitude de plus que nous lui avons, avec tant d'autres que nous lui devons déjà pour l'affectueuse bienveillance qu'il n'a cessé de nous témoigner. Nous le prions de vouloir bien recevoir ici l'hommage ému de notre profond et très respectueux attachement.

Les résultats que nous rapportons, et les observations sur lesquelles nous fondons nos conclusions combleront, nous en avons l'espoir, les lacunes dont a conscience notre très jeune inexpérience.

Nous laisserons de côté la ténotomie et les appareils, de grands maîtres ont tout dit sur ce sujet. Rapidement aussi nous citerons la tarsotomie antérieure totale et partielle, pour concentrer tous nos efforts sur les méthodes aujourd'hui généralement adoptées. Dans un premier chapitre nous étudierons l'ablation de l'astragale et ses résultats.

Dans une seconde partie de notre travail nous discuterons la méthode de Phelps et ce que l'on en peut attendre.

Nous terminerons cette étude par l'exposé complet de la doctrine que défendait tout dernièrement notre maître à la Société de chirurgie. Nous insisterons sur son manuel opératoire, et sur la méthode. Nous nous efforcerons enfin de tirer de ces données des conclusions exactes, basées sur l'expérience et l'examen des faits.

Mais avant de commencer cette étude, il nous reste une dette de profonde reconnaissance à payer.

Le Dr Dujardin-Beaumetz a été notre maître dès notre arrivée à Paris, il n'a cessé depuis cette époque de nous témoigner sa bienveillante affection, qu'il sache combien nous lui en avons de gratitude, et qu'il soit assuré de notre sincère et très affectueux dévouement.

Nous aurions souhaité que cette thèse inaugurale que nous leur dédions fût plus digne de nos deux maîtres, leur grande bienveillance, je gage, nous pardonnera encore cette insuffisance.

Que Monsieur le professeur Guyon veuille bien recevoir l'expression de notre vive gratitude, pour l'honneur qu'il nous fait en acceptant la présidence de notre thèse.

CHAPITRE PREMIER

Historique.

Faire l'historique complet des méthodes de traitement du pied bot, serait faire l'histoire de la chirurgie dans ces dernières années. D'abord craintive, avant les méthodes nouvelles du pansement antiseptique, puis devenant audacieuse à mesure qu'elle se rend mieux compte de la sécurité de ses interventions, la chirurgie du pied bot, cantonnée dans les sections tendineuses, et les appareils orthopédiques, fait un grand pas le jour où elle adopte la tarsotomie.

Lisfranc, Michel de Nancy avaient décrit des procédés pour l'extirpation des os de la rangée antérieure du tarse (voir Delorme, *Dict. de Chirurg.*), mais, le premier, Little, en 1876 (Traité des déformations of human frame), conseille l'ablation du cuboïde, comme une opération pratique. En 1876, la même année Davy conseillait aussi cette même opération, et appuyait cette méthode sur les considérations suivantes : La ténotomie est une opération insuffisante, les appareils orthopédiques sont coûteux, et donnent de mauvais résultats. Il insistait sur des considérations théoriques tirées de la situation du cuboïde dans le massif antérieur du tarse, et citait comme preuve expérimentale, du résultat de cette extirpation,

le fait de Barnard-Holl (*British medical*, 1876) qui enlève
le cuboïde pour une carie osseuse, et qui voit se dévelop-
per un pied valgus.

En 1880, M. Poinsot présentait à la Société de chirurgie un cas d'une opération de ce genre. Hâtons-nous de
dire que dans cette observation, pour obtenir un redressement du pied, ce chirurgien doit avoir recours, en plus
de l'ablation du cuboïde, à la section du tendon d'Achille
du jambier antérieur, et de l'aponévrose plantaire, encore subsiste-t-il comme résultat définitif, un degré très
marqué d'équinisme.

M. Chauvel dans sa communication de 1882 (*Archives
de médecine*) donne une statistique de cette opération,
pratiquée 8 fois à cette époque par Davy, Solly, etc., en
Angleterre, ajoutons le cas de Poinsot. Dans presque
tous les cas, il a fallu une opération complémentaire.

M. Schwartz dans sa thèse de 1883, ne juge pas plus
favorablement cette méthode. « Presque tous les patients
ont besoin d'être munis d'appareils pour marcher, tel
celui de Poinsot, tels ceux cités dans la thèse de Wa-
gner. En somme l'extirpation du cuboïde qui presque
toujours intéresse les os voisins, paraît inférieure à la
tarsotomie totale cunéiforme. »

Presque en même temps que la méthode que nous venons d'étudier, paraît la tarsotomie totale cunéiforme,
qui n'en est somme toute qu'une modification. Otto
Weber, avait bien en 1866, pratiqué cette opération,
mais le malade étant mort de pourriture d'hôpital, le
procédé n'avait pas été repris. Il nous faut arriver en
1876, pour voir Davies Colley, défendre cette méthode

(*British medical*), et conseiller l'ablation d'un coin compre-
nant une partie du scaphoïde, de l'astragale, du calcanéum
et des cunéiformes. Il conseillait en même temps la section du tendon d'Achille, et les appareils orthopédiques
comme compléments de cette opération. Nous trouvons
sur une statistique de 43 cas, 25 cas fort médiocres.

Schwartz, dans sa thèse, insiste sur l'insuffisance de
cette méthode, qui laisse subsister l'équinisme, et ne
vise que le varus.

Citons encore pour mémoire certaines opérations qui
ont été conseillées. Hueter conseillait l'ablation de la
tête de l'astragale, cette opération modifiée était dernièrement défendue à la Société de chirurgie par M. Nélaton (Soc. chirurgie 1890). En 1883, Hahn (Zur Behandlung
des Pes varus. Berlin) faisait et conseillait fort l'ostéotomie linéaire du tibia et du péroné. Le même auteur défendait aussi une opération qui consistait à pratiquer
l'ostéotomie du scaphoïde, pour établir en cet endroit,
soit une fausse articulation, soit une soudure, après redressement du pied ; il est aujourd'hui tout à fait revenu
à l'ablation de l'astragale et d'une partie du calcanéum.

Peu à peu, et pour obtenir un redressement du pied,
les chirurgiens qui pratiquaient la tarsotomie antérieure,
se trouvèrent amenés à comprendre dans leurs ablations
une partie de l'astragale, c'était une transition vers
l'ablation totale de cet os pour traiter et guérir le pied
bot. Nous étudierons complètement dans les chapitres
qui suivent et cette méthode, et celle de Phelps (Amsterdam, 1884), et celle que préconise notre maître, la méthode
des larges ablations osseuses.

Nous pouvons, en résumé, diviser en 3 périodes l'histoire du traitement du pied bot. Une première va jusqu'en 1876, c'est la période des sections tendineuses et des appareils orthopédiques, dont l'emploi est aujourd'hui limité.

La seconde qui va de 1876 à 1883 est celle des débuts des opérations osseuses, c'est la période des tarsotomies antérieures totales et partielles, opérations aujourd'hui délaissées.

La troisième période enfin, est marquée par les opérations aujourd'hui pratiquées, ablation de l'astragale, méthode de Phelps et méthodes des extirpations multiples, toutes opérations que nous étudierons en détails.

CHAPITRE II

Ablation de l'Astragale.

En 1883 M. E. Bœckel s'est fait à la Société de chirurgie le défenseur de la tarsotomie postérieure par ablation de l'astragale.

Sauf, disait-il, quelques cas de pieds bots tendineux, dans lesquels la ténotomie, suivie du massage et de l'application des appareils doit suffire, les autres réclament une intervention plus active et plus radicale.

Ils réclament cette intervention plus radicale, parce qu'ils sont rebelles à la ténotomie d'une part, et en second lieu parce que guéris parfois en apparence, ils conservent, ces pieds bots rebelles, une déplorable tendance aux récidives et aux récidives rapides.

Les raisons qui faisaient préférer au chirurgien de Strasbourg l'ablation de l'astragale à toute autre opération, sont les suivantes.

« Dans la marche normale quand le pied est posé sur le sol et que le corps s'avance, il faut que le tibia puisse jouer sur le pied, et faire avec lui un angle d'autant plus aigu que le pas est plus long (1).

Si ce mouvement est impossible, comme c'est le cas

(1) *Bull. Société de chirurgie*, 1883.

chez les enfants atteints de varus équin, la mortaise vient buter sur la partie antérieure de l'astragale, l'enfant tourne la pointe du pied en dedans, pour échapper à la contrainte, et le roule sur son axe longitudinal. »

Ainsi donc d'après lui, l'on aura beau corriger le varus, fatalement il se reproduira, par le fait même de ce mécanisme.

Dans un pied bot varus équin d'après le même auteur, ce qu'il y a de plus déformé c'est l'astragale, nous n'insisterons point sur ces déformations rendues classiques depuis les travaux du professeur Lannelongue (1), la thèse de Schwartz (2), et celle de Thorens (3).

Les déformations du cuboïde sur lesquelles Poinsot avait insisté (4) avec Thorens sont considérées par cet auteur comme secondaires.

Les avantages de la tarsotomie postérieure sont dès lors faciles à saisir. La pièce d'achoppement est l'astragale, c'est l'astragale luxé de sa situation normale, et physiologiquement utile, qui gêne la marche, empêche la réduction du pied, et ankylose l'articulation tibiotarsienne; son ablation doit tout faire rentrer dans l'ordre, et faire cesser toute irrégularité de la marche, et toute infirmité.

L'opération qui consiste à enlever le cuboïde, ou la tarsotomie totale cunéiforme antérieure, laissent au contraire subsister cette ankylose; ces opérations peu-

(1) LANNELONGUE. *Thèse d'agrégation*, 1869.
(2) SCHWARTZ. *Thèse d'agrégation*, 1883.
(3) THORENS. *Thèse de Paris*, 1873.
(4) POINSOT. *Bull. Société de chirurgie*, 1880.

vent bien corriger le varus, mais laissent subsister l'équinisme, ne détruisent en rien l'ankylose tibio-tarsienne,
et autorisent par là même les atrophies des muscles du
mollet.

Quel sera maintenant au point de vue théorique le
résultat de cette opération préconisée par le professeur
Boeckel de Strasbourg.

Guérir radicalement l'équinisme, et secondairement
modifier le varus, qui pour lui est étroitement uni à
l'équinisme et disparaît avec lui.

Comment se fait la réparation du pied après l'ablation de l'astragale ? M. le professeur Ollier (1) a donné
à ce sujet de très intéressants détails.

« La forme du pied, dit-il, paraît normale, les malléoles sont seulement plus rapprochées du sol ; elles em-
boîtent le calcanéum qui est remonté pour combler le
vide laissé par l'ablation de l'astragale.

« Le vide est comblé par l'ascension du calcanéum, et
par une masse ostéo-fibreuse due au périoste, et aux
ligaments astragaliens conservés ; il ne se fait pas d'ankylose en pareil cas, et il y a toujours des mouvements
d'extension et de flexion, qui se perfectionnent avec le
temps, et qui chez certains sujets, finissent par être
presque aussi étendus qu'à l'état normal.

Grâce à l'emboîtement du calcanéum par les malléoles, il n'y a pas de mobilité latérale. »

Nous noterons tout particulièrement cette dernière
phrase, qui indique bien le rôle important des mal-

(1) OLLIER. 13 mai 1889. *Académie des sciences.*

léoles dans la physiologie de cette articulation chirurgicale.

Cette méthode chirurgicale suivie, et défendue par
un grand nombre de chirurgiens tant en France qu'à
l'étranger, a-t-elle donné tout ce que promettaient ses
habiles et savants défenseurs ?

La meilleure défense, comme aussi la meilleure criti-
que des théories chirurgicales, c'est l'expérience ; c'est
à l'expérience des faits que nous demanderons ce qu'il
faut en penser.

Nous examinerons en premier lieu les opérations où
l'ablation de l'astragale a été faite seule accompagnée de
la section du tendon d'Achille, et nous verrons ensuite
des cas où cette opération s'accompagne de quelques
sections ligamenteuses, ou de la résection de la malléole
externe.

M. Boeckel, en 1883, présentait à la Société de chirurgie, trois observations.

La première était l'observation d'un garçon de six
ans, porteur d'un double pied bot varus équin congénital, traité inutilement par la ténotomie et les appareils.

On lui fait successivement l'ablation de l'astragale à
gauche et quelques jours après l'extirpation de l'astragale à droite, avec résection de la pointe seulement de
la malléole externe.

Voici le résultat : la plante pose sur le sol, mais il y
a *tendance* à marcher sur le bord externe du pied.

Deuxième observation : garçon de trois ans et demi,
double varus équin congénital, ténotomie et appareils,

à l'âge d'un an, sans résultat. Ablation de l'astragale gauche, bandage plâtré, drainage, bon résultat.

Troisième observation : garçon de quatre ans, double varus équin congénital.

Ténotomie et appareils, deux fois répétés sans résultat.

Le 7 mai 1879, extirpation de l'astragale, l'enfant conserve un certain degré de varus.

Voici donc trois observations du professeur Boeckel ; dans deux de ces cas, les malades guéris de l'équinisme, ont gardé le varus.

Notre maître le Dr Lucas-Championnière, a présenté dernièrement à la Société de chirurgie la statistique de 8 opérations pratiquées par lui.

De ces opérations, 5 ont porté sur l'astragale seul, avec section du tendon d'Achille.

Obs. 1. — B., Marie, 18 ans. Pied bot varus équin paralytique, extirpation de l'astragale, et section du tendon d'Achille, le 2 juin 1879.

Obs. 2. — C., Arthur, 15 ans. A l'âge de 7 ans, le malade a subi la ténotomie du tendon d'Achille. Quelques mois après cette opération, récidive qui demande une nouvelle intervention. Pour la seconde fois, la ténotomie du tendon d'Achille est pratiquée, le pied est placé dans un appareil orthopédique, qui est maintenu pendant trois ans.

Lors de l'entrée du malade dans le service, l'état général est très bon.

Les deux pieds sont en varus équin, la difformité est plus accusée à droite.

Le 12 mai 1887, l'opération est pratiquée. L'astragale fait une forte saillie à la partie supéro-externe du pied. Une incision curviligne est faite au-dessous de la saillie de l'astragale, cet os est énucléé.

Section du tendon d'Achille à ciel ouvert, pansement. Les suites immédiates sont très bonnes, pas de température, pas de douleur, cicatrisation et guérison rapides. Le 8 juin, le pied malade est mis dans un appareil silicaté, et cet appareil est laissé six semaines.

Les résultats éloignés sont moins favorables que les suites immédiates. La marche reste difficile, et la correction de la difformité en varus, reste très incomplète.

Obs. 3. — Dep..., Eugène, 18 ans. Pied bot paralytique, équin varus. A 3 ans, le malade a eu des convulsions, et de la paralysie des muscles de la jambe. Le pied offre une déformation considérable, et ne peut atteindre le sol que par l'extrémité du 1er métatarsien et le petit orteil. Le malade ne peut marcher qu'en sautant.

Opération, le 26 avril 1888. Incision externe en avant de la malléole, puis incision interne en dehors du jambier antérieur. L'opération est laborieuse, surtout pour le dégagement de l'astragale en arrière. La bande d'Esmarch est placée dans le cours de l'opération, à cause de l'abondance de sang. Ligatures au catgut. Section du tendon d'Achille à ciel ouvert. 2 drains ; pas d'appareil inamovible. Le malade sort en bon état. Revu le 31 mars 1889, la marche est facile, le pied porte bien à plat, avec et sans soulier ; pas d'appareil, un soulier avec des contreforts solides sans tuteur. Notons que dans ce cas le pied bot était surtout et presque exclusivement équin.

Obs. 4. — G., Héloïse. Pied bot varus équin gauche rendant la marche très douloureuse.

Opération, le 6 septembre 1888. Incision dorsale unique, l'astragale est difficile à dégager en arrière, et tient très intimement au ligament tibio-astragalien postérieur. Section du

M.   2 tendon d'Achille à ciel ouvert. Les suites immédiates sont très bonnes.

Obs. 5. — E. Bernard, 9 ans. Incision dorsale unique, peu de sang, le dégagement de l'astragale est difficile. Ténotomie à ciel ouvert du tendon d'Achille, un drain. Résultat immédiat bon.

Sur cinq opérations, notre maître a obtenu trois bons résultats et deux fort médiocres. Il est resté dans ces cas une gêne notable, un degré marqué de varus. Le malade a été soulagé, l'infirmité a été notablement modifiée, mais pas radicalement guérie.

De ces faits il faut tirer cette morale, que si chez un certain nombre de sujets la réduction est parfaite, après la seule ablation de l'astragale, il en est d'autres où elle ne peut et ne saurait suffire.

Dans ces cas, et nous y insisterons tout à l'heure, il faut enlever tout ce qui gêne la réduction du pied, tout ce qui empêcherait, dans la suite, les mouvements du membre.

Dans la thèse de Schwartz (1), il y a de nombreuses observations, d'ablation de l'astragale, les résultats sont fort inconstants.

Cet auteur cite entre autres faits, deux opérations de Dumont (2), l'une faite sur un enfant de 9 ans, il subsiste une notable déformation du pied ; l'autre sur une femme de 33 ans, il subsiste une boiterie marquée ; somme toute, deux résultats médiocres.

(1) Thèse de Schwartz.
(2) Dumont. *Deutsche Zeitsch für Chirurgie.*

Martin, dans sa thèse, donne une observation instruc-
tive de M. Quénu.

Obs. (résumée). — A.., garçon de 15 ans, entré le 15 décembre 1888, salle Jarjavay (1). Double pied bot varus équin congénital, le malade marche sur le bord externe du pied, le talon
élevé à 2 ou 3 centimètres du sol, l'avant-pied offre une forte
adduction. Les tentatives de redressement restent sans résultat, l'astragale s'oppose à toute réduction, atrophie des muscles
de la jambe et de la cuisse; genu valgum, l'enfant n'a jamais
subi de traitement.

Le 3 janvier 1885 le pied droit est opéré, l'astragale est enlevé, le pied mis dans un appareil plâtré.

Le 1er mars l'appareil est enlevé, il subsiste toujours un certain degré de varus, l'équinisme est guéri, les mouvements de
flexion et d'extension du pied se font facilement. Extirpation
de l'astragale gauche, pas d'appareil inamovible, bon résultat.

Le 30 juin l'enfant sort guéri, marchant sans appareil, la
démarche reste irrégulière à cause de son genu valgum, il subsiste un assez fort degré de varus du pied droit.

Dans ce cas encore, l'équinisme a disparu à la suite de
l'ablation de l'astragale, mais le varus a subsisté, le
résultat est donc incomplet; c'est une amélioration,
mais ne peut-on avoir plus d'ambition, et obtenir une
guérison parfaite, nous nous efforcerons de montrer que
cette ambition est permise, et que ce desideratum peut
se réaliser.

Nous avons emprunté des observations à des chirurgiens très différents, très expérimentés tous, et opérant
dans des cas et dans des milieux très divers, toujours le

(I) Thèse de Martin. Paris, 1888.

résultat est constant et peut se résumer : amélioration notable, disparition de l'équinisme, mais toujours ou presque toujours persistance d'un certain degré de varus et de déformation.

Les conclusions où l'examen des faits vient de nous conduire, sont celles de chirurgiens très autorisés, sur l'expérience desquels nous aimons à nous appuyer. Le professeur Chauvel conclut dans son travail (1), à l'insuffisance de l'ablation de l'astragale seule pour le traitement du varus équin invétéré, et semble incliner vers la résection des malléoles, comme complément de cette opération. Schwartz dans sa thèse d'agrégation, Ried en Allemagne proposent l'ablation de la partie antérieure du calcanéum pour compléter cette opération.

M. Gross (2) à la suite de trois opérations : dans un cas il avait pratiqué l'ablation de l'astragale et d'une partie du calcanéum, arrive aux mêmes conclusions que les chirurgiens cités plus haut.

Nous trouvons un certain nombre d'opérations dans lesquelles la résection d'une partie de la malléole externe a été pratiquée, quels ont été les résultats de ce procédé opératoire ?

Chauvel (*loc. cit.*) cite deux observations de Ried ; nous allons les résumer brièvement.

Ried. Garçon de 4 ans, pied bot congénital droit, section du tendon d'Achille suivie de récidive.

En octobre 1877. Opération. L'incision faite derrière

---

(1) CHAUVEL. Tarsotomie, *Archives gén. de médecine*, 1882.
(2) *Congrès de chirurgie*, 1885, et *Soc. de médecine de Nancy*, 1885.

la malléole externe passe sous sa pointe, puis se relève le long de l'astragale pour venir aboutir au côté antéro-externe des tendons de l'extenseur commun. L'astragale est enlevé. Le péroné gênant la réduction, on en enlève un centimètre.

Le 28 janvier 1878, il persiste du varus, cinq mois après l'opération, il devient nécessaire pour dérouler le pied de sectionner le tendon d'Achille et l'aponévrose plantaire, le résultat est bon, au dire de Ried (1).

Dans une seconde observation du même auteur : ablation de l'astragale et résection d'une partie de la malléole, sur une jeune fille de 14 ans pour pied bot congénital.

L'enroulement du pied subsistant l'on pratique des divisions sur l'aponévrose plantaire.

L'opération est faite en janvier 1879, en février des douleurs très vives empêchent la malade de marcher, et nécessitent un séjour de plusieurs semaines au lit, la malade marche avec une bottine à attelles latérales.

Nous résumons enfin, d'après la thèse de Martin, une opération pratiquée par Paci (2).

Pied bot varus équin gauche accidentel très accusé.

« Le pied gauche est très déformé, il y a en même temps une atrophie très marquée de la jambe et des muscles de la cuisse. »

Opération le 2 octobre 1885. Sous le chloroforme la

(1) RIED. Ueber die Behandlung hochgradiges Klumpfusse durch resectionem am jursgerurh. *Deutsche Zeitschrift f. chir.*, 1880.

(2) PACI. Storia di tri casi di pied torti. *Lo Sperimentale*, 7 juin 1887.

réduction du pied est tentée sans résultat, l'astragale fait obstacle à tout redressement. La ténotomie du tendon d'Achille, et celle de l'aponévrose plantaire ne suffisent point pour obtenir ce redressement, il est procédé alors à l'ablation de l'astragale, et en même temps à la résection d'une partie de la malléole externe. Le pied est mis dans un appareil inamovible, au bout de 30 jours des mouvements passifs sont imprimés au pied.

Le 17 décembre, le malade sort de l'hôpital. La marche est bonne, les muscles ont augmenté de volume et le pied possède des mouvements presque normaux.

Les trois observations sont fort instructives, elles montrent en effet que pour obtenir un déroulement complet du pied, l'ablation de l'astragale ne suffit point, puisque dans toutes ces opérations, tardivement des interventions secondaires ont été nécessaires, nous reviendrons à propos des sections tendineuses dans la cure du pied bot sur le rôle et l'utilité de ces sections des parties molles.

Ce que nous voulons faire remarquer surtout, c'est la parfaite inutilité de ces résections de la malléole externe pour le redressement immédiat du pied, et plus encore le réel danger de cette méthode pour les résultats éloignés. Sauf des cas très rares de soudures osseuses entre la malléole et les os du tarse, il est toujours possible de faire l'ablation de l'astragale sans réséquer la malléole. En cas de difficulté très grande à pratiquer cette ablation, n'importe quelle méthode devra être préférée à celle-là. Nous avons vu en effet d'après Ollier (*loc. cit.*) le rôle très réel et très important des malléoles, qui dans la nouvelle articulation formée, constituent des tuteurs latéraux, qui maintiennent le pied dans une bonne direction, et empêchent les mouvements de latéralité pendant la marche.

Les malades à qui l'on fait la résection d'une partie même des malléoles, sont condamnés à porter toujours des bottines spéciales à tuteurs latéraux, ou à se donner des entorses dont il est facile de saisir toute la gravité.

Notre maître le Dr Lucas-Championnière nous indiquait dernièrement le danger d'une semblable méthode, et les avantages que peut retirer le malade de la conservation de ses malléoles. Dans la résection tibio-tarsienne, la guérison marche plus vite, le succès est plus complet, quand les malléoles sont conservées, leur conservation est plus importante encore dans le traitement chirurgical du pied bot.

Que penser maintenant de la méthode qui consiste à enlever l'astragale sans toucher aux malléoles, et à compléter le déroulement du pied par la section de la seule aponévrose plantaire ?

Paci (1) nous donne à ce sujet une fort intéressante opération, que nous résumons (In thèse de MARTIN).

Cesira Chiodo, 9 ans, pied bot varus droit. Atrophie considérable de la jambe, le pied est très déformé et fait un angle presque droit avec la jambe ; le pied est de plus en adduction très marquée. L'aponévrose plantaire est très fortement tendue et rétractée.

1) PACI. *Loc. cit.*

Le 15 septembre 1884 extirpation de l'astragale et section de l'aponévrose plantaire, pansement, drain, appareil inamovible. Le 46ᵉ jour mobilisation et massage.

Le 23 mars 1885, la malade marche bien, mais l'on note cependant une tendance très notable de l'avant-pied à l'adduction, la malade pour y remédier porte un appareil à tuteurs, et grâce à cet appareil, le 15 mai la marche est bonne.

Comme dans toutes les opérations qui précèdent, l'ablation de l'astragale a toujours donné son résultat, guérison de l'équinisme ; quel a été le résultat au contraire de la section de l'aponévrose plantaire, illusoire, puisque le déroulement du pied a été très incomplet, et que l'adduction où il reste a nécessité un appareil orthopédique.

Ainsi donc et pour nous résumer, l'ablation de l'astragale seule est une bonne opération, qui détruit à coup sûr l'équinisme, et permet la flexion du pied sur la jambe, mais cette opération ne détruit pas toujours le varus et l'enroulement du pied.

L'ablation de l'astragale, avec résection de la malléole externe, n'ajoute rien comme résultat immédiat à l'opération précédente, et compromet la solidité de la mortaise tibio-péronéo-astragalienne.

Enfin la section de l'aponévrose plantaire, jointe à la tarsotomie postérieure, présente de sérieux inconvénients, nous le verrons, et ne contribue, faite seule et sans autres sections des parties molles, que fort peu à dérouler l'avant-pied et à guérir le varus.

Toutes ces opérations que nous venons d'étudier, sont

médiocres dans un grand nombre de cas, toutes pour la même raison. Ce sont des opérations parcimonieuses et systématiques, qui s'attaquent à un processus complexe, à des lésions qui se combinent et qui sont multiples.

Rappelons rapidement les déformations du pied. L'astragale est l'os le plus profondément et le plus souvent déformé : modifié dans ses rapports avec la mortaise tibio-tarsienne, qui n'est plus en rapport qu'avec sa partie postérieure, tandis que toute sa partie antérieure s'oppose à la flexion du pied, il est modifié dans sa direction, son col et la tête regardent en bas et en dedans ; et parfois profondément dans sa forme. Le calcanéum lui aussi présente une direction anormale, il est fortement attiré en haut et offre parfois une courbure à convexité externe.

Le scaphoïde, très en dedans, est souvent solidement maintenu contre la malléole interne par un solide surtout fibreux.

Le cuboïde est fortement déplacé en dedans, et entraîne avec lui les deux derniers métatarsiens, sa face supérieure regarde en dehors, et parfois même en bas.

Les cunéiformes participent à ce déplacement général en dedans des os de l'avant-pied.

Les parties molles sont aussi modifiées profondément. Du côté des muscles, rétraction, relâchement et atrophie.

Du côté des ligaments, rétractions parfois très solides, et surtout marquées sur le ligament en Y, et l'aponévrose plantaire.

Il nous est facile de comprendre maintenant pourquoi les opérations que nous venons d'étudier ne donnent que des résultats incomplets, ces opérations ne visent qu'une partie des lésions et laissent subsister les autres.

Quand on songe aux impotences fonctionnelles et aux atrophies rapides qui accompagnent certaines luxations et au retour rapide des fonctions, lorsque, la luxation réduite, les muscles reprennent leur situation normale, et exercent leur action dans la direction de leurs attributions physiologiques, l'on se trouve porté à croire que le meilleur traitement du pied bot sera celui qui, s'adressant à toutes les difformités, et détruisant tout ce qui gêne le libre fonctionnement des parties actives, leur permettra de reprendre leur rôle et leur action.

Il faudra donc pour avoir un résultat immédiat et bon enlever tout ce qui s'oppose au fonctionnement des muscles.

Faudra-t-il tenter de rendre au pied une forme absolument et esthétiquement normale ?

Dans le plus grand nombre des cas, on ne saurait le faire.

Faudra-t-il se désespérer de voir les muscles ne point reprendre leur direction anatomique ? Non, si dans la situation qu'ils occupent, ils peuvent agir et devenir utiles.

L'important est que le muscle fonctionne. Le malade à qui l'on fournit un pied solide et des muscles non atrophiés, se charge très rapidement du reste, il fait très vite l'éducation de l'instrument que lui fournit le chirurgien, et devient selon l'expression que notre maître aime à employer, très rapidement acrobate.

Essayer de rendre au pied une forme assez régulière pour en faire un instrument utile, voilà ce que l'on doit chercher.

En présence des lésions multiples que nous venons de rappeler, nous ne croyons pas que l'on puisse compter beaucoup sur des interventions telles que celle que défendait tout dernièrement M. Nélaton à la Société de chirurgie (1).

M. Nélaton avait admis que ce qui empêche la flexion du pied sur la jambe, c'est un appendice développé sur la facette externe de l'astragale. Il suffirait, d'après lui, de faire sauter cette cale osseuse, pour faire cesser la déformation du pied en équin.

Nous croyons que les cas sont rares où cette opération doive suffire. C'est là à coup sûr une méthode d'exception, mais ce n'est pas un procédé que l'on puisse généraliser.

Une observation fort intéressante tirée de la thèse de Martin montrera le peu de confiance que l'on peut avoir dans une opération aussi conservatrice.

Obs. 7 (RÉSUMÉE). — *Ablation partielle de l'astragale.* (Recueillie dans le service de M. TERRIER. — H. O., six ans, pied bot varus équin gauche, remontant à la naissance.

A l'âge de trois mois, ténotomie, puis à la suite l'enfant porte des appareils, le massage est pratiqué pendant 14 mois.

M. Terrier ouvre l'articulation astragalo-scaphoïdienne, et

(1) NÉLATON. *Société de chirurgie,* 29 janvier 1890.

attaque la têtè de l'astragale. Il enlève la partie antérieure de cet os, et laisse en place la plus grande partie de la poulie astragalienne. Le pied se laisse redresser. Pansement et gouttière plâtrée.

Peu après l'opération, le malade revient dans le service, le pied est revenu en dedans, on ne peut le redresser entièrement, le pied est mis dans un appareil redresseur un mois après; ténotomie du tendon d'Achille et appareil plâtré ; le malade revient 6 mois après, ne porte plus d'appareil, mais le varus et l'équinisme persistent.

C'est, on nous l'accordera, fort peu encourageant pour la chirurgie conservatrice dans le pied bot.

Aussi la tendance actuelle semble être de traiter le pied bot par de larges opérations très radicales, les seules qui puissent, l'anatomie pathologique en fait foi, donner des résultats durables, et vraiment heureux.

Mais là deux opinions se trouvent en présence, l'une fait des lésions et des rétractions tendineuses le point important dans la pathogénie de l'affection, l'autre fait des lésions osseuses, la lésion importante au point de vue chirurgical, celle qui doit attirer l'attention de l'opérateur.

De ces deux opinions sont nées deux méthodes, la première méthode dite de Phelps ou des sections des parties molles.

La seconde qui est la méthode de notre maître, et qu'il défendait dernièrement à la Société de chirurgie, est la méthode des larges extirpations osseuses.

CHAPITRE III

Méthode des sections tendineuses et ligamenteuses.

Cette méthode vient d'être tout dernièrement défendue à la Société de chirurgie, par M. Kirmisson (1).

Cette opinion qui veut faire des sections dans les parties molles le traitement de choix du pied bot n'est point de date très récente ; et sans parler de la ténotomie simple et du massage avec les appareils orthopédiques, ténotomie qui, devons-nous le dire, chez les enfants et dans certains cas très rares chez les adultes, peut donner des résultats ; Velpeau, déjà dans son traité de médecine opératoire, conseillait ces pratiques.

Les défenseurs de cette méthode, font du pied bot une rétraction primitive des parties molles, avec retentissement secondaire sur les os.

Les os sont déplacés consécutivement à cette rétraction tendineuse, et sont maintenus dans leur situation vicieuse par les parties molles rétractées.

Phelps (2), au congrès de Copenhague en 1884, vantait beaucoup la section à ciel ouvert de toutes les parties molles, et il présentait 18 opérations avec de bons résultats.

(1) *Congrès de chirurgie,* 1889.
(2) PHELPS. *Congrès de Copenhague,* 1884.

Noyon dans sa thèse (1), en cite encore 20 cas opérés par Tilanus à Amsterdam. Bunger en fait à la clinique de Wolkmann la méthode de choix. Cette méthode consiste à faire une incision verticale au niveau de l'articulation astragalo-scaphoïdienne, cette incision s'avance assez loin pour permettre la section du jambier antérieur. L'incision descend ensuite sur la partie interne de la face plantaire. Cette incision doit être portée jusqu'à l'os.

Des tentatives de redressement sont alors faites, si elles ne réussissent pas, les ligaments sont délibérément coupés et l'on pénètre à plein tranchant dans l'articulation astragalo-scaphoïdienne.

Il est souvent nécessaire, est-il dit, par les défenseurs les plus enthousiastes de la méthode, de faire la section du col de l'astragale, ou bien une résection cunéiforme au côté externe du tarse. Notons ce point intéressant, que même théoriquement, dans l'exposé d'une méthode, les résections osseuses sont autorisées, qu'en sera-t-il donc dans la pratique ? La ténotomie du tendon d'Achille complète l'opération, celle-ci terminée, le pied malade est placé dans un appareil plâtré.

En 1884, Phelps (2) citait 18 cas opérés par cette méthode. Levy (3), en 1888 en citait 9 cas.

M. Kirmisson (4) a fait l'opération 7 fois sur 4 malades.

(1) NOYON. *Revue orthopédique*, n° 1.
(2) *Congrès de Copenhague*, 1884.
(3) LÉVY. *Centr. für orthopaedisch. Chirg.*
(4) KIRMISSON. *Bulletin médical*, 1889.

Dès 1885 M. Kirmisson répugnait à la tarsotomie, et aux résections osseuses ; dans une clinique de l'*Union médicale*, il cite trois opérations pratiquées par lui, qui sont non point des sections tendineuses comme celles qu'il fait aujourd'hui, mais un pas vers cette méthode.

En 1883, à l'hôpital St-Louis, il fait le redressement brusque sous le chloroforme, après ténotomie du tendon d'Achille, d'un pied bot varus équin congénital ; *des craquements annoncèrent la rupture des brides ligamenteuses*, le membre fut consolidé par un bandage.

En 1885, à Necker, même opération. Cette méthode est celle de Delore, et pourrait s'appeler méthode des ruptures ligamenteuses, elle est aujourd'hui tout à fait abandonnée, nous n'insisterons pas sur les inconvénients de ce procédé qui agit à l'aveugle.

L'opération que défend M. Kirmisson est autrement rationnelle, et bien autrement séduisante, comme Phelps, il coupe, mais à ciel ouvert, toutes les parties molles qui gênent la réduction, puis il fait le redressement immédiat du pied comme le conseille Walshmann (1).

Mais il n'est point exclusif dans sa méthode, et accorde que dans certains cas il devient nécessaire de pratiquer des résections osseuses.

Ainsi donc tout en considérant comme principal obstacle les parties molles rétractées, M. Kirmisson accorde qu'il est souvent nécessaire de compléter l'opération par des résections osseuses.

(1) WALSHMANN. *Lancet,* 19 mars 1888.

Cette opération mixte a souvent été pratiquée, bien avant même qu'elle ne fût instituée en méthode.

Dans le travail de Chauvel (1), nous trouvons l'opération IX de Lund qui, chez un sujet de 29 ans atteint d'un pied bot varus congénital, enlève laborieusement l'astragale soudé au scaphoïde et complète l'opération par la section de l'aponévrose plantaire et du tendon du jambier antérieur. Le résultat est mauvais, le malade marche avec un appareil orthopédique, et souffre de son pied.

Le Bec, en 1882, présente à la Société de chirurgie une petite fille à qui il a fait l'ablation de l'astragale et du scaphoïde, suivie de la section du tendon d'Achille, du jambier antérieur, et de l'aponévrose plantaire. Le résultat est bon.

Beauregard (2), en 1882, communique à la Société de chirurgie 4 cas de traitement de pied bot.

La 4e observation est particulièrement intéressante. C'est un malade atteint d'un double pied bot consécutif à de la paralysie infantile. A droite, section du tendon d'Achille, de l'aponévrose plantaire, et de l'extenseur du gros orteil. A gauche, ablation de l'astragale du cuboïde et d'une partie des cunéiformes.

Ainsi donc cette opération a été pratiquée un grand nombre de fois, avec des succès très différents. Que faut-il penser de cette méthode ?

Nous écarterons un premier ordre de faits que cite M. Kirmisson (3) dans sa clinique, ce sont les faits qui ont

(1) CHAUVEL. *Loc. cit.*
(2) BEAUREGARD. *Société de chirurgie*, 1882.
(3) KIRMISSON. *Loc. cit.*

rapport aux pieds bots, accidents par rétraction cicatri-
cielle. A coup sûr un certain nombre de ces pieds bots,
traités de bonne heure, pourront tirer grand profit des
interventions sur les parties molles, seules intéressées
dans ces cas.

En sera-t-il de même dans les pieds bots bien confirmés,
avec notable déformation du pied? Nous ne le croyons
pas. Les défenseurs de la méthode, avouent eux-mêmes
que la section des parties molles ne peut suffire à elle
seule dans tous les cas, puisqu'ils autorisent de parcimonieuses opérations osseuses.

Dans les opérations que nous avons résumées, les ablations osseuses ont toujours accompagné les sections tendineuses.

Cela est facile à comprendre ; admettons dans tous
les cas, la priorité et la prédominance des lésions des
parties molles ; les lésions des parties osseuses pour
être consécutives, n'en existent pas moins, et il faut y
remédier. L'expérience a démontré, ce que la réflexion
pouvait faire supposer, que les sections ligamenteuses
ne modifient en rien les difformités acquises, et pour
ainsi dire passivement irréductibles des os.

Les ablations osseuses, au contraire, retentissent sur
les parties molles, et très profondément. L'os enlevé le
ligament se modifie. Si les déformations ne sont point
tout à fait disparues, les extirpations osseuses les ont
assez modifiées pour permettre aux muscles de fonctionner, après éducation. Le premier inconvénient de cette
méthode, c'est d'être une méthode mixte, c'est qu'il
faut enlever des os. Les quelques inconvénients qui peu-

vent résulter de l'ablation des os, se trouveront ajoutés aux conséquences beaucoup plus désavantageuses de la section des parties molles.

Dans cette opération, on sectionne jusqu'à l'os les aponévroses, et les ligaments, sur le bord interne du pied ; que devient secondairement la voûte plantaire ?

Ce qui donne à la voûte plantaire sa concavité, ce qui assure sa solidité, ce sont les parties molles, ligaments et tendons des muscles.

Après une opération qui sectionne si largement toutes ces parties molles, la solidité du pied est compromise, et la marche est douloureuse, parce que le pied n'est plus maintenu.

Le pied traité de la sorte, doit être placé assez longtemps dans un appareil, pour permettre aux sections de se réparer. C'est là un autre écueil qu'il faut éviter, l'immobilisation trop longtemps maintenue dans un appareil, laisse une grande difficulté pour la reprise des fonctions, ce qu'il faut faire dans le pied bot, c'est mobiliser de bonne heure, nous le verrons, et faire fonctionner le membre. Mieux vaut en pareil cas mobilité qu'ankylose, et l'appareil inamovible longtemps maintenu c'est l'ankylose assurée.

L'appareil plâtré a un autre danger, qui vient multiplier un danger semblable né de la section des tendons, l'appareil inamovible facilite les atrophies musculaires.

Voici donc un membre déjà atrophié, car les atrophies musculaires sont très fréquentes dans les pieds bots, on pratique sur ce membre des sections tendineuses ; et rien ne conduit rapidement à l'atrophie d'un muscle comme la section de ses attaches ; et pour terminer on le place dans un appareil. Si les muscles n'étaient point atrophiés avant l'opération, ils le seront au sortir de l'appareil, s'ils l'étaient, combien le seront-ils davantage.

Les atrophies c'est vrai ne sont point incurables et cé deront à un traitement par le massage et l'électricité, mais le membre pendant ce traitement n'aura point repris ses fonctions, il y aura pendant longtemps des hésitations de la marche, une impotence fonctionnelle, plus ou moins accusée, souvent de la douleur.

Pour obtenir du traitement du pied bot tout ce qu'il peut, et doit donner, il faut faire reprendre au membre ces fonctions le plus rapidement possible, nous insisterons sur ce point ; la méthode de Phelps ne peut donner ce résultat, elle laisse par ce fait seul beaucoup à désirer.

Enfin jamais la voûte plantaire ou rarement tout au moins ne reprendra assez de solidité, pour permettre la marche sans appareil orthopédique.

L'un des résultats que le malade recherche le plus, et qui le conduit à demander l'opération, c'est la possibilité de marcher sans appareil.

L'appareil orthopédique, tant léger soit-il, est toujours une gêne pour la marche, et surtout, il faut bien le dire, un objet continuel de souffrance morale.

L'appareil orthopédique, c'est l'infirmité divulguée à tout le monde, et rendue publique, c'est aussi sans cesse sous les yeux du malade la preuve matérielle, et l'affirmation cruelle de son infirmité.

Tout le monde a présente à l'esprit l'histoire de ce

cordonnier pied bot, qui souffrait plus profondément encore de son infirmité par la vue journalière et constante
de pieds sains et normaux, et sa joie de pouvoir porter
des chaussures comme tout le monde, après l'opération.

L'opération qui permettra au malade de porter des
chaussures sans appareils, sera plus facilement acceptée,
l'opération de Phelps ne le permet pas.

Ainsi donc, et pour nous résumer, à côté d'avantages
réels que nous retrouverons dans les larges résections
osseuses, et qui sont redressement et déroulement complet du pied, nous noterons de sérieux inconvénients :

1° Trop nombreuses sections tendineuses et ligamenteuses qui nuisent à la solidité de la voûte plantaire, et
contribuent à l'atrophie musculaire.

2° Immobilisation trop longue, pour une convalescence trop longtemps obligée, qui entraîne une gêne
fonctionnelle, et accuse encore les atrophies musculaires.

3° Port obligé après l'opération d'un appareil orthopédique, léger il est vrai, ce qui est un progrès sur toutes
les méthodes précédentes, mais suffisant encore pour
tourmenter le malade et lui faire oublier les avantages
tirés de son opération.

CHAPITRE IV

Méthode des larges extirpations osseuses.

Nous venons de passer en revue différentes méthodes, les unes trop systématiques, nous les avons trouvées insuffisantes, les autres plus radicales s'attaquent aux parties molles, et offrent à côté de sérieux avantages de réels et graves inconvénients.

Nous avons maintenant à étudier une méthode qui s'attaque à toutes les parties osseuses qui sont difformes, qui enlève tout ce qui dans le squelette s'oppose à la réduction.

Cette méthode d'ablations très larges, M. le Dr Championnière, la formulait à la Société de chirurgie comme il suit : « Le fond de l'opération doit être l'ablation de l'astragale, avec certains autres os du tarse. La section du tendon d'Achille peut être une nécessité et donne de très bons résultats, la section d'autres tendons a beaucoup moins d'importance, et les sections ligamenteuses sur lesquelles on appelait tout dernièrement l'attention, ne paraissent pas avoir un bien grand intérêt. C'est la destruction osseuse qui doit être poursuivie, c'est elle qui permet la disparition immédiate et complète de la difformité ».

« L'intérêt capital de l'opération, c'est que la destruction soit considérable, avec une correction complète. Chose intéressante à noter, c'est que quelle que soit l'étendue de cette destruction, elle n'a aucun inconvénient pour la marche ni même pour la forme du pied. Aussi l'extirpation de l'astragale, et la ténotomie du tendon d'Achille ayant été faites, il faut aborder sans aucune crainte, l'extirpation successive de tous les os du tarse qui gênent la réduction » (1).

Voici une méthode qui est nettement formulée ; l'opéjection doit porter sur tout ce qui gêne, la réduction doit être parfaite. Que donne devant la pratique et l'expérience ce procédé, ce traitement du pied bot ?

A la séance de la Société de chirurgie où il exprimait ainsi ses idées, notre maître était rapporteur de deux travaux sur ce sujet, l'un de M. Romniceanu de Bucharest, l'autre de M. Piéchaud de Bordeaux.

M. Romniceanu qui fait de la chirurgie des enfants, a pendant longtemps employé la ténotomie, et les appareils, ce traitement est douloureux, fort long, et très infidèle. Le pied bot récidive dans ces cas avec une très grande rapidité. Depuis qu'il fait des opérations osseuses, ses résultats ont été très bons, sur 10 cas, 10 guérisons ; nous passons sous silence un enfant opéré qui est mort de méningite.

Le travail de M. Romniceanu et ses conclusions sont fort importants, car il a une grande compétence en cette matière, et son opinion est par là même d'un grand poids. Ce qui augmente encore la valeur de ses conclusions,

(1) Lucas-Championnière. *Société de chirurgie*, 5 février 1890.

c'est qu'il est un converti, ennemi des opérations osseuses, hier encore, et défenseur de la ténotomie et des appareils, il a été converti par l'expérience des faits, et par les résultats obtenus.

M. Piéchaud cite, lui, deux observations, la seconde est particulièrement intéressante pour nous.

Dans la première il n'a fait que l'ablation du cuboïde, dans la seconde, au contraire, pratiquée sur un enfant de 12 ans, M. Piéchaud enlève successivement l'astragale, une partie du cuboïde, du scaphoïde, et une portion de la malléole externe, le résultat a été très bon, malgré un peu de suppuration.

Voici déjà des résultats fort encourageants, mais si nous poursuivons nos recherches nous trouverons encore de nombreuses opérations faites par divers chirurgiens.

En 1878, le 24 août, M. West (1) faisait dans le British medical, une communication sur une opération pratiquée par lui. Il s'agissait d'une femme de 23 ans ayant un pied bot varus équin très accusé, les divers traitements étaient restés sans résultat. Le 19 mai 1878 on lui fait l'ablation de l'astragale, du scaphoïde, du cuboïde, le résultat est fort bon.

West conclut que chez l'adulte chaque fois que le traitement par la ténotomie sera resté sans résultat, il faudra enlever une partie des os du tarse, il considère cette opération comme sans gravité, à cause des nouvelles méthodes chirurgicales.

(1) WEST. *British medical*, 1878.

Dans le *Lyon médical* du 27 novembre 1880, nous trouvons une observation de M. Ollier.

L'opération fut pratiquée chez un garçon de 9 ans pour un varus équin double. Le massage, les sections tendineuses et aponévrotiques n'avaient pas donné de résultats. On lui enlève l'astragale, le cuboïde et la partie antérieure du calcanéum. Le résultat est incomplet, le malade conserve un peu de varus.

Qu'aurait donné en pareil cas une opération parcimonieuse ?

En 1888, nous trouvons une opération de M. Le Dentu, dans le *Bulletin de la Société de chirurgie.*

« Le malade était âgé de 30 ans, et présentait un varus équin avec grande difformité ; on lui fait successivement l'ablation de l'astragale, du cuboïde, de l'angle antéro-externe du calcanéum, et du postéro-interne du scaphoïde. Le résultat fut fort satisfaisant.

Rappelons enfin que Schwartz, dans sa thèse d'agrégation, insistait en face des résultats obtenus par les autres méthodes, sur la nécessité d'ajouter à l'extirpation de l'astragale une opération complémentaire.

Gross de Nancy était aussi de cet avis, en 1885, et penchait vers la résection d'une portion du calcanéum.

Voyons maintenant les résultats obtenus par notre maître, résultats qui l'ont conduit à faire de cette méthode des extirpations multiples, la méthode de choix.

OBS. 8 (INÉDITE). — *Pied bot varus équin.* (Observation recueillie par M. CONZETTE, interne du service).

La nommée Julie, âgée de 20 ans, couturière, entre dans le service à l'Isolement, le 23 janvier 1888, lit nº 12. Cette malade a été envoyée dans le service par le Dr Jouslain, de Paris.

Antécédents héréditaires, nuls, aucun membre de la famille ne présente de difformités.

Antécédents personnels : Aucune maladie dans l'enfance autre que des convulsions qui ont entraîné le pied bot. La malade a commencé de marcher à l'âge de huit mois, les pieds n'offraient alors aucune difformité ; à l'âge de treize mois, à la suite de convulsions, les pieds se déforment, la malade peut cependant marcher, mais avec quelques difficultés.

A son entrée dans le service, le pied droit est plus petit que le gauche, il est en équinisme assez prononcé, la face dorsale, quand la malade est couchée, se continue avec la face antérieure de la jambe, la face plantaire regarde fortement en dedans.

Le bord interne du pied est enroulé, et forme avec l'axe de la jambe un angle obtus, regardant en dedans et un peu en arrière. Le bord externe présente des excoriations ; un large durillon existe sur la partie médiane, au niveau de la tête du 5e métatarsien.

Il existe un coussinet adipeux, analogue à celui du talon, à l'extrémité antérieure du 5e métatarsien.

Rougeur et légère excoriation au niveau du bord externe de l'astragale.

La tête de l'astragale fait une forte saillie en dehors, et l'on sent très bien l'interligne articulaire tibio-astragalien.

La malléole externe et la crête du plateau tibial font saillie sous la peau.

La flexion du pied sur la jambe est impossible, ainsi que l'adduction du pied.

Les mouvements provoqués redressent à peine le pied, qui demeure en équinisme très marqué.

Le tendon d'Achille est souple et dépressible, quand le pied est dans le relâchement. Les muscles de la jambe sont très atrophiés, particulièrement les jumeaux et le soléaire, ainsi que le péronier latéral. Les muscles de la cuisse n'offrent pas d'atrophie. Rien au cœur, ni au poumon, urine normale.

Opération le 26 juillet 1888. Incision sur la face dorsale externe du pied, la tête de l'astragale est mise à nu, les tendons sont réclinés en dehors. Section des ligaments astragalo-scaphoïdien et du ligament en X. La tête de l'astragale est luxé, et l'os est laborieusement enlevé.

Le tendon d'Achille est coupé à ciel ouvert. Le pied reste cependant en varus très accusé. M. Championnière se décide alors à faire l'ablation du cuboïde, ce temps est fort laborieux. L'hémostase faite, les sutures achevées, le pansement est fait avec iodoforme, sachets et ouate de tourbe, un léger appareil plâtré sur le pansement. Deux drains avaient été mis dans la plaie.

Les suites immédiates de l'opération sont très bonnes, pas de douleur, réunion très rapide et très facile, il n'y a pas le moindre phénomène réactionnel. Nous avons sous les yeux la feuille de température. Le lendemain de l'opération la température est 37°,6, le troisième jour qui est le jour de la plus forte montée, le température atteint 37°,8.

Le pied est mobilisé de bonne heure, pas d'appareil. La malade sort du service en très bon état, la plante du pied repose bien sur le sol, plus d'équinisme et plus de varus, la marche est facile et non douloureuse.

La malade revue en 1889 était très bien au point de vue de la marche.

Obs. 9 (INÉDITE). — *Pied bot varus équin.*

B..., 10 ans, fille, est envoyée dans le service par M. le Dr Raillard, de la Charité-sur-Loire.

A l'âge de 3 ans, cette enfant a présenté de la paralysie infantile, surtout limitée aux muscles de la jambe. L'enfant conserve de cette paralysie infantile un pied bot varus équin très accusé. Le varus est peu accusé, l'équinisme, au contraire, est très notable ; l'enfant ne peut marcher que sur l'extrême pointe du pied. L'enfant présente de plus une atrophie très accusée des muscles du mollet ; la marche est difficile.

Le 9 mai 1888, la malade est opérée ; après l'ablation de l'as-tragale, il est impossible de donner au pied une position con-venable, l'ablation du cuboïde est alors résolue, et l'os est en-levé. La réduction devient facile. Pansement, 2 drains.

La malade a été revue un an et demi après l'opération. La marche est devenue facile, elle est absolument correcte, l'enfant peut courir, sauter à la corde, et tout cela sans appareil.

Les muscles du mollet, très atrophiés avant l'opération, commencent à revenir, sous l'influence de l'exercice que l'opé-rée peut aujourd'hui facilement prendre.

Jamais l'enfant n'a souffert après l'opération, les premiers essais de marche n'ont pas été douloureux.

Ces deux opérations étaient fort encourageantes ; in-téressé par ces résultats, qui ne laissaient rien à désirer, notre maître a été conduit à pousser plus loin ses inter-ventions chirurgicales. La 3e opération que nous allons rapporter, est le type des opérations qu'il conseillait à à la Société de chirurgie, et qui peuvent se résumer : Enlever tout ce qui gêne la réduction, avoir pour but le redressement complet et la guérison immédiate de l'in-firmité, sans se préoccuper de l'importance des ablations nécessaires.

OBS. 10 (INÉDITE). — *Pied bot varus équin.*

J. S. S..., 19 ans, est envoyé par M. le Dr Capper. A la suite de paralysie infantile, pied bot varus équin du pied droit. La déformation du pied est très accusée, et les lésions sont compliquées par des atrophies des muscles de la jambe.

Le 21 juin 1889, le malade est opéré. L'astragale est d'abord enlevé, mais cette opération reste parfaitement insuffisante pour dérouler le pied dont le varus est très accentué. Lente-ment le pied se déroule au cours de cette opération, et à mesure que les os qui s'opposent à la réduction sont enlevés. Successivement on enlève le cuboïde, le scaphoïde, et la moitié antérieure du calcanéum, l'on pratique la ténotomie du tendon d'Achille à ciel ouvert. Le pansement est fait avec : gaze iodoformée, sachets et ouate de tourbe, 1 drain ; par-dessus le pansement appareil plâtré très léger.

Les quatre ou cinq premiers jours, le malade a souffert, mais il n'y a pas eu de montée de température.

L'opération terminée, le pied était complètement mou. Toutes les courbures étaient complètement effacées ; dès six semaines après, le pied était très solide déjà, assez pour soutenir le poids du corps. Le pied est dans une rectitude parfaite, et la marche se fait sans appareil. Cependant, par prudence, le pied est placé pendant quelque temps dans une bottine à tuteurs latéraux, pour attendre son durcissement.

Deux mois après l'opération, la marche se fait sans appareil, la situation et la forme du pied sont irréprochables. La plante du pied pose bien à plat, et il ne subsiste plus la moindre adduction. Le malade éprouve encore quelques difficultés dans la marche qui tiennent aux atrophies musculaires qu'il présentait. Grâce à la mobilisation rapide, et à la reprise rapide de la marche, les muscles gagnent cependant déjà de la valeur.

Au point de vue des résultats les faits que nous venons de citer parlent assez haut pour se passer de tout commentaire.

Quels sont maintenant les reproches que l'on pourrait faire à cette méthode.

1° Des opérations aussi importantes, et aussi largement faites doivent être dangereuses ? On n'a qu'à consulter les trois observations qui précèdent pour voir que l'opération si large soit-elle, ne présente aucun danger. Dans pas un seul de ces cas il n'y a eu de phénomènes réactionnels ; la douleur ne s'est présentée que dans un des cas, et a été de courte durée. « Dans ces opérations, nous disait M. Championnière, il ne faut pas considérer l'importance apparente des dégâts causés, il faut considérer les suites et les résultats secondaires. Ce qui est grave dans une opération ce n'est pas l'opération en elle-même, ce n'est pas la quantité d'os enlevée, ce sont les conséquences, à courte ou à longue échéance ; or dans ces opérations les suites sont bonnes et la guérison est rapide.

2° Après de pareils délabrements, la réparation doit être longue et la forme du pied profondément modifiée ; il n'en est rien.

Le pied est plus court, il est vrai, mais beaucoup moins cependant qu'on pourrait le croire. Par suite de la conservation des puissants ligaments de la voûte, il est très solide. Très vite aussi le pied reprend sa hauteur, et permet une marche facile et sans boiterie. Ceci à une condition cependant, c'est que les malléoles soient conservées, aussi faut-il beaucoup insister sur leur conservation à tout prix.

Non seulement cette réparation se fait vite, mais elle se fait parfois avec exagération, il se reforme trop de substance osseuse, et de bonne heure le chirurgien doit y veiller pour empêcher des raideurs et de la gêne, secondairement dans la marche. Par un fait qui semble paradoxal, mais dont on peut se rendre compte en étudiant notre observation III, plus les ablations sont larges, plus vite se fait la réparation.

Cette rapidité dans la réparation, permet le rétablissement rapide des fonctions du membre, et permet de lutter très avantageusement contre les atrophies musculaires, et les gênes fonctionnelles.

Les sections tendineuses, nous l'avons vu, se réparent lentement, lentement aussi reviennent les propriétés et les fonctions des parties molles.

Dans l'une des méthodes l'on s'attaque aux organes passifs, et les éléments actifs du membre reprennent vite leurs fonctions après un repos obligé ; dans l'autre au contraire ce sont ces mêmes éléments actifs que l'on sectionne, et qui doivent d'abord se réparer (leur réparation est longue), avant que de redevenir physiologiquement utiles.

3° La facilité de la réparation osseuse, présente encore un autre et réel avantage, l'on peut se passer des appareils.

Le redressement est ici complet et se fait sans appareil. Voici ce que dit à ce propos le Dr Lucas-Championnière : « On a conseillé de faire une opération à peu près suffisante, et de compter sur les soins consécutifs, sur les appareils pour en compléter l'effet. C'est une faute, car un des grands mérites de l'opération c'est de permettre une cure immédiate pour ainsi dire. On évite tous les appareils, toutes les pressions. Un appareil, après une opération de tarsotomie, ne doit pas avoir pour but de maintenir avec effort un résultat obtenu. Il doit maintenir sans peine un tarse devenu trop mou, et donner ainsi au pied la rectitude qu'il doit montrer. On le maintient en place tant que ce pied mou peut avoir une tendance à se déformer, ce qui n'est pas long, car la réparation des os se fait avec rapidité. »

Nous avons déjà, plus haut, insisté sur les inconvénients des appareils, nous n'insisterons plus à ce sujet, nous rappellerons d'un mot que ces appareils sont le plus utile complice des atrophies musculaires, et des gênes fonctionnelles, toutes choses qu'il faut à tout prix éviter.

Ce que l'on cherche, en effet, en traitant le pied bot, ce n'est point seulement le côté esthétique, ce n'est point exclusivement de rendre au pied une direction et une forme normales, c'est aussi et surtout de faire un pied utile, qui puisse servir à la marche.

Pour obtenir un pied utile, pour que le malade marche de bonne heure, il faut, et notre maître insiste sur ce fait, il faut mobiliser le membre de bonne heure. Il faut, somme toute, traiter le membre opéré, comme une fracture. « Le chirurgien doit avoir pour ambition de rétablir les fonctions du pied, et la souplesse des articulations. »

Si le malade est au contraire laissé trop longtemps dans un appareil inamovible (et ce trop longtemps est de courte durée dans le cas actuel), il y a bien vite des ankyloses, là où il faudrait une articulation très mobile, des raideurs contre lesquelles il faudra lutter; somme toute, un résultat médiocre et péniblement acquis.

La méthode des larges ablations osseuses, mise en pratique par différents chirurgiens, a donné à tous de bons résultats et des suites favorables. Cette méthode donne des réductions plus complètes que toutes les autres, et des suites éloignées plus satisfaisantes, tant au point de vue de la douleur, que de la reprise des fonctions.

Cette méthode est exempte de danger quand on opère d'une façon antiseptique, la convalescence plus rapide que par n'importe quel autre procédé évite les ennuis et les inconvénients multiples des appareils et des systèmes orthopédiques. Voici comment, je crois, nous pouvons résumer ce qui précède :

Quel est maintenant le manuel opératoire, quelles sont les indications de cette méthode ? Voilà ce qu'il nous reste à étudier.

Notre thèse était terminée, quand nous avons eu cette observation qui va suivre, nous l'avons trouvée d'un tel intérêt que nous la joignons aux observations déjà citées.

OBS. 11. — *Extirpation de l'atragale, du scaphoïde et du cuboïde du pied gauche, pour un pied bot varus équin congénital très accusé. Guérison.* — Observation tirée de l'ouvrage du docteur F. MARGARY (1). (Traduction due à l'obligeance de notre camarade T. MICH. MIKAILOVITCH.)

Louis Golzio, 14 ans, cordonnier, de Monbello, entré à l'hôpital, le 10 janvier 1884. Il a deux pieds varus équins congénitaux. A l'âge de deux ans, il a subi la ténotomie du tendon d'Achille. La déformation est monstrueuse, elle est un peu plus accusée à droite. Les pieds appuient sur le bord externe, et presque sur la face dorsale, où s'est développée une grande bourse séreuse. Sur le bord externe, il y a aussi des callosités. Les pieds sont très creux, il existe une contraction considérable de l'aponévrose des muscles de la plante, du tibial antérieur, et du tendon d'Achille. L'équinisme est très accusé, la partie antérieure de l'astragale fait saillie en avant.

(1) Sulla cura operativa del pied varo congenito inviterato. Milan, 1884.

Les mouvements de l'articulation tibio-tarsienne sont limités. Toute la région du tarse et du métatarse, présente une forte convexité, plus prononcée autour de l'articulation calcaneo-cuboïdienne. Il existe une notable atrophie des muscles du mollet.

Je me décide à pratiquer l'extirpation de l'astragale, en considérant le peu de mobilité de l'articulation tibio-tarsienne.

L'opération sur le pied gauche est pratiquée le 15 janvier 1884. Je commence par faire la ténotomie du tendon d'Achille, du tibial antérieur, et je fais en plus une incision profonde sous-cutanée de l'aponévrose et des muscles de la plante. *Pour le moment il n'y a aucun effet de correction.*

Je fais ensuite l'incision des parties molles......

J'ouvre la jointure tibio-astragalienne détachant soigneusement, dans un but d'étude, les insertions antérieures de la capsule, qui étaient portées en arrière, sur le bord antérieur externe de la poulie déplacée. J'ouvre l'articulation astragalo-scaphoïdienne, je coupe les ligaments contre les os.

Avec un ostéotome je sépare alors l'astragale en deux, puis avec une pince de Museux, j'extirpe séparément les deux fragments.

J'essaie de voir quelle est la correction du pied, et je constate que le scaphoïde heurte contre la malléole du tibia et fait obstacle. *Le scaphoïde est extirpé.* Le cuboïde s'oppose à une réduction complète.

Par deux incisions, j'extirpe le cuboïde, la première incision, faite avec le bistouri, pénètre obliquement dans l'articulation calcanéo-cuboïdienne, la seconde incision est faite sur le devant de la ligne articulaire cuboïdo-métatarsienne. Ces opérations terminées les os s'adaptent très bien, et la correction du pied est très bonne. En dernier lieu, je dissèque et j'enlève la bourse séreuse, ainsi qu'une partie de la peau exubérante de la région dorsale externe.

Pansement de Lister, demi-gouttière de carton pour fixer le genou.

<table>
<tr><td>M.</td><td></td><td>4</td></tr>
</table>

Le deuxième et le troisième jour, la température est 38°; la guérison se fait bien, la cicatrisation se fait partie par première, et partie par seconde intention. Vers le 15e jour, on applique l'appareil de Garibaldi.

Le 18 mai, le malade sort en très bon état. Voici le résultat de l'opération : Les mouvements de la jambe sont très libres, le mollet gauche semble plus gros que le droit.

Le pied est tout à fait corrigé de sa difformité, il est à angle droit sur la jambe, et dans sa rotation externe normale ; il est dans une situation intermédiaire entre la pronation et la supination. Le pied n'a aucune tendance à la supination et à la rotation interne. La flexion active de la plante et celle du dos du pied sont peu étendues, la flexion passive dépasse l'angle droit. Ces mouvements se passent en partie dans la ligne de Chopart, et en partie dans la nouvelle articulation tibio-péronéo-calcanéenne. Les mouvements de latéralité sont limités, la voûte du pied est bien concave, les durillons sont disparus, la direction des doigts est normale, longueur du pied 20 centim. Le résultat tant au point de vue de la forme du pied que du résultat fonctionnel, a étonné les chirurgiens qui l'ont examiné.

Cette observation vient corroborer les propositions que nous énoncions plus haut.

Les sections des parties molles, disions-nous, ne suffisent point toujours à corriger les difformités, dans ce cas le chirurgien après les avoir tentées, a dû avoir recours à l'extirpation de l'astragale.

Cette seule extirpation a été elle-même incomplètement satisfaisante, et pour avoir une correction immédiate et radicale, il a fallu enlever le scaphoïde et le cuboïde. Une si grosse opération n'a entraîné aucun accident fâcheux, la température n'a pas dépassé 38°, et les résultats ont été très bons et très complets.

Les malléoles ont été conservées, et nous voyons le docteur Margary insister sur ce fait que les mouvements de latéralité sont très limités, et le pied très solide.

CHAPITRE V

Manuel opératoire.

Voici comment notre maître opère, et comment nous l'avons vu pratiquer ces extirpations osseuses à l'hôpital St-Louis.

Après un lavage soigneux à l'eau de panama, suivi d'un second lavage à l'eau phéniquée forte 40/1000, le membre est enveloppé d'alèzes chaudes, et la jambe, ainsi que la plante du pied sont couvertes de compresses qui ne laissent libres que le champ opératoire.

L'incision faite sur la partie dorsale et externe du pied, est pour ainsi dire indiquée par la saillie de l'astragale déplacé.

Sur cette saillie pour guide, on mène une incision qui partie de la partie interne de la malléole externe, se dirige à peu près vers l'intervalle, entre le second et le troisième espace interosseux.

Peu importe la longueur de cette incision, la réunion toujours primitive, répare très rapidement les sections des parties molles. Il ne faut pas craindre de se donner du champ, pour pouvoir tout à l'heure, être maître d'enlever tout ce qui gêne dans le massif osseux du pied.

Notre maître se soucie si peu des sections faites sur les parties molles, que dans certains cas, il a recours à

une seconde incision sur la partie interne du pied, sensi-
blement parallèle à la première.

Il n'y a somme toute qu'une règle à garder, veiller à
ne pas couper les tendons extenseurs.

Cette incision faite, ou ces deux incisions faites, il ne
faut pas craindre de faire la seconde, si elle semble utile,
l'on fait soigneusement récliner des tendons extenseurs
en dedans.

Le champ opératoire est maintenant tout à fait libre
sur la partie dorsale et externe du pied. L'astragale
luxé, est sous le doigt de l'opérateur.

Les ligaments externes sont coupés facilement, l'astragale les présente pour ainsi dire à l'instrument.

Ceci fait les connexions avec le scaphoïde sont rompues;
ce temps est toujours assez simple par le fait de la sub-
luxation très fréquente et presque ordinaire du scaphoïde
sur l'astragale.

L'astragale saisi avec un solide davier est un peu
soulevé, et un bistouri un peu fort est glissé entre cet
os et le calcanéum; voici le ligament en X sectionné à son
tour. Ce temps de l'opération que notre maître exécute
avec une grande dextérité est un des points difficiles.

L'astragale n'est plus maintenu maintenant que par
les ligaments tibio-astragaliens.

L'opération semblerait terminée, il n'en est rien, et
c'est toujours là le temps le plus long de l'opération.

L'astragale est énucléé, le chirurgien tente alors la
réduction du pied. Dans certains cas cette réduction devient possible, et le pied prend une position telle, qu'il
soit permis d'affirmer que les muscles pourront fonction-

ner, on arrête alors l'opération pour ce qui est des ablations osseuses.

Dans un grand nombre de cas il faudra recourir à l'extirpation des autres os. Ces ablations débuteront par le scaphoïde, l'opération se fait toute seule, notons cependant une résistance assez grande d'un surtout fibreux qui unit parfois intimement le scaphoïde à la malléole interne.

Si cette opération n'est point encore suffisante, on enlève le cuboïde. Le ligament en Y oppose ici une résistance assez sérieuse et l'opération doit être conduite avec une certaine prudence. Il n'en est plus de même des cunéiformes, qu'il faut parfois enlever, et qui s'enlèveront avec la plus grande facilité. Ajoutons pour terminer, que souvent la partie antérieure du calcanéum s'oppose à une réduction exacte et complète, il ne reste alors au chirurgien qu'à enlever une portion suffisante de cette partie récalcitrante.

Pour ce qui est de la malléole externe qu'un certain nombre de chirurgiens résèquent en partie, on doit la garder avec un soin jaloux, c'est la solidité assurée au pied que de la conserver. Nous avons déjà longuement insisté sur ce point. Nous dirons à ceux qui assurent qu'après ces extirpations importantes la malléole devient trop longue : que l'expérience a prouvé que des malléoles qui semblaient trop exubérantes, le pied guéri, et la voûte plantaire redevenue solide, étaient juste assez longues, et devenaient dans la suite un aide puissant, au lieu d'une gêne et d'un danger.

Comment doivent se faire ces ablations osseuses ? Il

faut avec la rugine, ou le bistouri, laisser le plus de parties molles et de périoste qu'il est possible. Ces parties molles et ce périoste, sont le gage de la solidité et de la reformation de la voûte plantaire. Ce sont là les éléments de la réparation, réparation qui nous l'avons vu se fait admirablement, et très vite dans ces larges opérations.

Les extirpations osseuses terminées, notre maître a toujours pratiqué la section du tendon d'Achille. Nous rappelons que toujours, même à l'époque où ce procédé était loin d'être suivi comme il l'est aujourd'hui, M. Championnière a fait la section du tendon d'Achille à ciel ouvert.

L'opération est achevée, la bande d'Esmarch est enlevée et les ligatures nécessaires sont faites au catgut. Le pied remis en position, et les parties maintenues en contact par un aide, les sections des parties molles sont suturées au crin de Florence et un drain est placé dans la plaie.

Notre maître place toujours un drain dans ces opérations de pied bot, parfois deux, quand l'opération est très importante, et qu'elle a nécessité deux incisions. Les cavités formées après de larges opérations osseuses donnent toujours beaucoup de liquide, et le drain n'a pour but que de faciliter l'écoulement de cette sérosité souvent mêlée du sang des petits vaisseaux non suturés.

Sans cette précaution, le liquide épanché écarte les parties, ralentit le travail de réparation et entraîne une douleur très vive. Notre maître a toujours remarqué, et nous l'a fait souvent remarquer pendant les deux années que nous avons passées près de lui, que toutes les opérations sur des cavités articulaires, où le drainage n'est pas pratiqué, sont très douloureuses. Celles où cette précaution est prise restent au contraire presque sans phénomènes douloureux. Ce qui est vrai pour les opérations sur les grandes articulations, comme le genou, l'est aussi pour ces larges opérations du pied bot.

L'antisepsie la plus rigoureuse, il est inutile de le dire, doit être observée pendant toute l'opération.

Les plaies opératoires sont recouvertes de gaze iodoformée et de sachets antiseptiques qui font un très bon matelassement.

Le pansement est complété par de l'ouate de tourbe et une bande de tarlatane. Ce point en apparence insignifiant, a cependant une certaine valeur. Cette ouate de tourbe, très absorbante, et parfaitement aseptique, a permis à M. le Dr Championnière, de transformer sa chirurgie et de faire des pansements éloignés. Les liquides épanchés sont absorbés par le pansement, seuls les points où le pansement est entièrement traversé, et où les liquides sont au contact de l'air, ont de l'odeur, le centre même est parfaitement aseptique et sans odeur. Complètement isolé par cette ouate de tourbe, le membre opéré peut attendre fort longtemps, et sans aucun danger, un nouveau pansement.

Le chirurgien peut maintenir autant qu'il le désire l'immobilité du membre, sans avoir le souci de refaire le pansement.

Par-dessus la bande, notre maître a l'habitude de placer un léger appareil plâtré, cet appareil n'a aucune prétention à être un appareil de redressement, c'est un moyen facile d'assurer l'immobilisation pendant les premiers jours. Chez un malade docile qui n'a subi qu'une opération de médiocre étendue, et sans grande déformation préalable, on peut même s'en passer.

Combien de temps faut-il laisser ce premier pansement? Nous avons vu que le membre est à l'abri de tout danger d'infection, le chirurgien peut donc choisir son temps, et se laisser diriger par les besoins et les indications spéciales de chaque cas. M. Championnière est dans l'habitude de faire ce pansement au bout de huit jours, mais ce n'est pas là, nous le répétons, une date fixe. Dans ce premier pansement le drain est retiré, mais comme la quantité de liquide séreux épanché est parfois considérable, il faut presser un peu le champ opératoire pour exprimer ce liquide, et vider la cavité en réparation.

Cette précaution est fort importante, car la présence d'une grande quantité de liquide amènerait des accidents que nous avons déjà signalés. Dès ce premier pansement des mouvements passifs doivent être imprimés, on fléchira le pied sur la jambe doucement, s'arrêtant dès qu'il y a de la douleur ; il faut à tout prix éviter l'ankylose.

On mobilisera soigneusement les orteils sur les métatarsiens, pour éviter des raideurs et de la douleur à la reprise de la marche.

Nous l'avons déjà dit, le pied bot opéré doit être traité comme une résection, et comme les fractures, par la mobilisation rapide.

Le second pansement sera fait comme le premier, on remplacera seulement l'iodoforme par de la vaseline boriquée. Dès ce moment M. Championnière supprime parfois l'appareil plâtré. On comprend qu'à cet égard, il n'est pas possible d'établir de loi fixe, le chirurgien se laissera guider par les circonstances.

Le 15e jour le pansement est renouvelé, le plâtre supprimé s'il ne l'est déjà, et la mobilisation poussée plus loin que la première fois.

Au bout de 5 semaines environ, le malade devra commencer à marcher. Ces premiers essais seront faits avec un plâtre léger, ou avec un silicate, simples appareils de soutien, nullement de redressement.

Le 2e mois tout appareil sera supprimé, le pied est assez solide pour autoriser la marche avec une bottine. Cette bottine sera une simple chaussure avec de légers tuteurs latéraux, qui ont pour but de maintenir le pied encore un peu faible et aussi de donner de l'assurance au malade qui se sent soutenu. Dans les pieds bots paralytiques, avec beaucoup d'atrophie musculaire, il sera bon de garder longtemps, peut-être toujours, ces tuteurs latéraux.

Tel est le manuel opératoire employé par le Dr Championnière ; nous avons cru bon, la chirurgie étant une science de détails, et de minutieux détails, de nous étendre un peu sur ce sujet.

CHAPITRE VI

Indications de traitement.

Faut-il toujours et tout d'abord avoir recours aux larges ablations que nous venons de décrire? non, à coup sûr.

1° Sur un pied bot peu accusé, surtout s'il est d'origine accidentelle, et si le sujet est jeune, on peut tenter la simple ténotomie, avec l'application d'un appareil orthopédique. Mais, nous l'avons vu, il ne faut pas compter sur l'appareil orthopédique pour compléter et améliorer un résultat médiocre, et dès qu'il sera permis d'affirmer que la difformité subsiste, que la guérison après la ténotomie n'est point complète, il faut avoir recours à une opération plus radicale. Il ne faut même point trop attendre pour ne pas donner aux muscles le temps de s'atrophier.

Voici donc une première indication : les pieds bots peu accusés, dans lesquels la ténotomie ne donne qu'un résultat incomplet, et laisse craindre les récidives.

2° Dans les pieds bots avec grande déformation, nous croyons qu'il serait illusoire de compter sur la guérison par une autre méthode que les extirpations osseuses. Attendre, et tenter des appareils et des ténotomies successives, c'est affirmer et exagérer chaque jour les difformités. Pour cette catégorie de pieds bots, l'intervention radicale, voilà ce que nous conseillons.

3° Pour ce qui est des pieds bots avec difformité médiocrement accusée quelle sera la conduite à tenir ? Notre maître nous faisait remarquer que ce sont ceux qui guérissent le moins facilement, parce que la ténotomie ne peut suffire même avec les appareils orthopédiques, à les guérir, et que l'on répugne à les traiter plus énergiquement. Ceux-là aussi seront tributaires des opérations osseuses. Il est bien entendu que ces interventions osseuses, seront pratiquées comme nous le disions tout à l'heure. On tentera en premier lieu la réduction après l'extirpation de l'astragale seul, mais cette extirpation reconnue insuffisante, il ne faudra pas hésiter à pousser plus loin, beaucoup plus loin.

Pour ce qui est des indications de l'âge, les opinions sont très partagées. Beaucoup de chirurgiens hésitent devant les interventions chirurgicales, parce qu'ils espèrent beaucoup de la ténotomie et des appareils. Ils craignent aussi ces interventions, à cause des dangers des pertes de sang chez les jeunes enfants, et des difficultés de l'antisepsie, chez des sujets qu'une très faible quantité d'acide phénique, ou de sublimé, suffit à intoxiquer.

Toutes ces raisons ont de la valeur, et nous croyons que chez les très jeunes enfants la ténotomie, le massage et les appareils peuvent être tentés, et donner souvent des résultats. Mais cependant rappelons que M. Romniceanu est un chirurgien d'enfants, et un chirurgien très compétent, souvenons-nous qu'il a été un défenseur zélé de la ténotomie et des appareils, et voyons ce qu'il dit aujourd'hui.

Dans beaucoup de cas aujourd'hui M. Romniceanu a renoncé à ces méthodes qu'il avait préconisées, parce que son expérience lui a démontré :

1° Que la ténotomie est souvent insuffisante, et que les récidives sont presque la règle dans les pieds bots très accusés;

2° Que les appareils sont très mal supportés, et entraînent de graves désordres, et des atrophies musculaires.

Il a remarqué d'autre part que la ténotomie chez les jeunes enfants n'offrait pas de gravité ; que l'aseptie peut être faite d'une manière très suffisante, que la douleur est presque nulle, que les dangers des pertes sanguines ont été très exagérés ; et enfin que les résultats obtenus sont très bons et se maintiennent.

M. Romniceanu arrive à la conclusion que l'opération est très avantageusement faite à 12 et 18 mois.

Nous n'avons point la compétence nécessaire pour discuter ces conclusions, nous ferons simplement remarquer que M. Romniceanu les établit sur une statistique de 31 cas, et une longue expérience.

Les opérations faites sur des sujets jeunes présenteraient à coup sûr deux grands avantages.

1° L'on opérerait avant qu'il ne s'établisse des atrophies musculaires bien accusées.

2° L'opération serait faite avant que l'enfant n'ait marché, et il serait plus facile et plus rapide de faire l'éducation de ses muscles à ce moment.

Notre maître n'opère point si jeune que M. Romniceanu, mais il considère l'âge de 7 à 8 ans comme très propice.

Il y a encore un autre avantage à opérer jeune, c'est que les déformations sont toujours moins accusées, que lorsque le sujet a beaucoup marché ; l'opération sera donc plus facile et plus simple.

CONCLUSIONS

Nous pouvons désormais tirer les conclusions suivantes :

I. — La ténotomie seule, et accompagnée d'appareils orthopédiques, peut donner de bons résultats, dans un certain nombre de cas, et chez des sujets jeunes.

II. — Chaque fois que l'on aura à craindre des récidives, ou le maintien trop prolongé des appareils ; chaque fois d'autre part que les déformations seront telles, et ce sera le cas le plus fréquent, que la ténotomie devienne et paraisse illusoire, il faudra recourir à une opération plus radicale.

III. — Les opérations parcimonieuses, ablation des cuboïdes et tarsotomie antérieure cunéiforme, ne sont satisfaisantes ni au point de vue théorique, ni au point de vue pratique.

IV. — L'ablation simple de l'astragale, avec ténotomie du tendon d'Achille, donne dans un grand nombre de cas de très bons résultats. Cette opération est cependant parfois insuffisante, pour permettre la réduction immédiate, et la reprise rapide des fonctions du membre.

V. — La méthode que l'on doit employer, lorsque les autres se sont montrées insuffisantes, est la méthode des larges extirpations osseuses, qui seront poussées assez loin pour permettre la guérison et le redressement immédiat du pied.

VI. — L'âge devra être pris en considération, mais cependant les considérations de l'âge ne devront point primer les considérations tirées du degré et de l'importance de l'infirmité, et de l'opportunité d'une intervention précoce.

BIBLIOGRAPHIE

Lannelongue. — Thèse d'agrégation, 1869.

Thorens. — Thèse de Paris, 1873.

Poinsot. — Résections du tarse dans le pied bot. *Bull. Société de chirurgie*, 1880.

Panas. — *Dict. de médecine et de chirurgie pratiques*, t. 25.

Ollier. — Traitement des pieds bots. *Lyon médical*, 1881.

Ollier. — Id., 13 mai 1889. *Académie des sciences.*

Routier. — *Des pieds bots accidentels.* Thèse de Paris, 1881.

Beauregard. — Résect. cunéiforme du tarse dans le pied bot varus équin. *Bull. de la Société de chirurgie*, 1882.

Chauvel. — Tarsotomie dans le pied bot invétéré. *Archives générales de médecine*, 1882.

Chauvel. — Id. *Dict. encyclopédiqne des sc. méd.*, 1886, art. Pied.

Chauvel. — Id. *Académie de médecine*, 19 décembre 1882.

De St-Germain. — *Chirurgie orthopédique*, 1882.

E. Boeckel. — *Bull. Soc. de chirurgie*, avril 1883.

Schwartz. — Thèse d'agrégation, 1883.

Naudin. — *Essai sur la tarsotomie.* Thèse de Paris, 1885.

Barraud. — *Ténotomie et tarsotomie.* Thèse de Paris, 1886.

Blum. — *Chirurgie du pied*, 1888.

Kirmisson. — Cliniques de l'Hôtel-Dieu, 1885.

Kirmisson. — *Congrès de chirurgie*, 1885.

Kirmisson. — *Bull. médical*, 1889.

Martin. — *Ablation de l'astragale dans le pied bot.* Th. Paris, 1888.

Gross. — *Société de médecine de Nancy*, 1885.

Gross. — *Congrès de chirurgie*, 1885.

Nélaton. — *Société de chirurgie*, 1890.

Walshman. — *Lancet*, 1888.

West. — *British medical*, 1878.

Bunge. — *Centralbl. f. Chir.*, 1889, et *Revue d'orthopédie*, 1890.

Noyon. — *Revue orthopédique*, nº 1.

Deschamps. — Traitement du pied bot, par le procédé de **Preeves**, 1889. *Annales d'orthopédie.*

Jomard. — Thèse de Paris, 1871.

Phelps. — *Congrès de Copenhague.*

IMPRIMERIE LEMALE ET Cie, HAVRE

www.ingramcontent.com/pod-product-compliance
Ingram Content Group UK Ltd.
Pitfield, Milton Keynes, MK11 3LW, UK
UKHW020033100726
13658UKWH00003B/1298